ÉTUDES, OBSERVATIONS ET RECHERCHES

SUR

LE CHOLÉRA

SA CAUSE ET SON REMÈDE.

Étranger aux sciences en général, pour lesquelles je suis et serai toujours un profane, je n'ai point, en venant réclamer quelques instants l'attention du public, la prétention de lui soumettre un travail scientifique : mon désir est simplement de lui communiquer le résultat de mes observations sur la grave épidémie qui nous frappe avec une si regrettable intensité, le choléra.

En 1849, au moment où cette affreuse affection sévissait avec violence en Angleterre, j'habitais Londres; le local où je faisais ma résidence était situé entre les quartiers nommés Southwork et Lambeth, c'est-à-dire, les deux parties de la ville où l'épidémie exerçait le plus de ravages. Appelé à donner des soins d'obligeance dans une foule de cas où les médecins étaient insuffisants, j'eus le bonheur d'être quelquefois utile et de réussir en administrant la médication alors indiquée par M. F.-V. Raspail.

Dans le cours de cette épidémie, je considérai en observateur toutes les phases que présentait la maladie; elles me parurent se reproduire constamment avec la plus entière similitude, à l'exception seulement du degré d'intensité, soit en raison de l'état du sujet frappé, soit en raison de l'énergie de l'affection elle-même.

Depuis que ce fatal fléau a fait sa réapparition à Bordeaux, j'eus maintes occasions de renouveler mes observations; ces dernières ont confirmé en tous points les idées que je m'étais formées sur cette maladie en 1849. Ce sont ces observations et les conséquences que j'en déduis que je demande la permission de communiquer.

Il est inutile que j'entre ici dans les détails circonstanciés de tous les symptômes connus du choléra. Je me contenterai d'en citer, en passant, les premiers et les principaux. Les débuts de l'affection peuvent ordinairement se remarquer par un malaise, un embarras de la respiration souvent inobservé, une sorte d'étouffement dans la région cardiale, tantôt suivi de nausées, d'envies de vomir, de tiraillements à l'épigastre; un froid inaccoutumé ne tarde pas à se faire sentir; bientôt arrivent les vomissements, les crampes d'estomac et la diarrhée. Quelquefois, et après quelque temps, les crampes descendent vers les régions lombaires; les déjections alvines ne sont plus qu'une simple matière séreuse blanchâtre, opaque, ressemblant à l'eau de riz; l'urine se tarit, la circulation du sang se ralentit, le pouls s'affaiblit, un embarras qui va croissant s'empare de l'encéphale; les yeux ont une couleur livide, la voix s'éteint; le tour des yeux, les lèvres, les poignets, deviennent bleus ou noirs (cyanosés); bientôt survient la mort. A quelques variations près, tels sont les symptômes généraux que présente le choléra.

Anxieux d'arriver à la découverte de ce qui pouvait causer un désordre si effrayant, si rapide en sa course, je voulus me rendre compte de la route que semble parcourir, pour ainsi dire, l'affection à travers tout l'organisme, en la prenant au lieu qui me semble être son début, et la suivant jusqu'à sa dernière période, la mort. Il m'a paru que la première action morbide devait s'exercer dans les poumons, qui, les premiers, lorsqu'on y prend garde, donnent toujours l'éveil dans cette maladie. Dès lors je me suis demandé si le sang ne serait pas, sinon seul, du moins le plus frappé, et conséquemment presque seul, cause de tous les désordres ultérieurs résultant de cette première atteinte. — En considérant l'anatomie physiologique de l'homme, il est difficile de ne pas voir, en effet, que les symptômes cholériques suivent presque en tous points les organes destinés à la circulation, à la nutrition, aux perspirations et sécrétions, exhalations et absorptions qui en sont les élaborations conséquentes : nous les voyons d'autant plus considérables, que les vaisseaux sanguins, capillaires, lymphatiques, etc., sont plus abondants ou plus étendus, et *vice versâ;* nous les voyons ne se produire que successivement, et en suivant toujours progressivement, dans leur marche, celle que suit le sang à partir de sa sortie du poumon gauche à l'état rouge, pour entrer dans les artères, jusqu'à son retour au poumon droit à l'état noir par les veines.

Les fonctions les plus considérables de l'organisme, celles de la nutrition, devant s'accomplir par le tube intestinal, c'est cet organe qui contient l'appareil circulatoire le plus important, le plus complet; et les vaisseaux sanguins, lymphatiques, exhalants et absorbants, les plus nombreux

et les plus forts, se rencontrent depuis l'épigastre jusqu'à
l'intestin grêle. Et, chose digne de remarque, c'est là où
les élaborations doivent être les plus considérables, que se
trouvent les plus gros, les plus nombreux de ces vaisseaux.
C'est ainsi que le gaster, le duodenum, contenant le pancréas et le foie, l'intestin grêle jusqu'au cœcum, tous organes
destinés à une élaboration différente, et dans lesquels doivent s'opérer la chymification, la chylification, l'hépatisa-
tion, la défécation, etc., sont amplement pourvus des organes
tant de circulation, qu'exhalants, sécréteurs et absorbants.
Si donc le sang a été atteint par quelque principe morbide
avant sa sortie du poumon gauche, alors que, revivifié par
l'air, il devait fournir à la nutrition tous les éléments divers
que celle-ci réclame selon les organes et les élaborations
auxquels ils sont destinés, n'est-il pas évident qu'il en résultera une perturbation dans toute la longueur du tube
intestinal, et ce, dans tous et chacun des vaisseaux de
toute nature composant l'appareil digestif? Admettons,
pour un moment, que le sang, au lieu d'avoir été revivifié
dans les poumons par le contact de l'oxygène, n'ait point
subi cette rénovation essentielle, et qu'il soit descendu
dans les artères à l'état de sang noir : dès lors il n'est plus
propre à fournir le suc gastrique, non plus que le suc pancréatique et la bile; les urines elles-mêmes devront en être
altérées, et *à fortiori* les fèces. Dès le moment que le
fluide qui doit servir à l'élaboration du suc gastrique est
dans un état morbide, cette fonction ou s'accomplit mal
ou ne s'accomplit point, et, dans l'un comme dans l'autre
cas, les organes élaborateurs sont immédiatement en état
plus ou moins grand d'irritation. Sans la présence du suc
gastrique, point de chymification; et un suc vicié ne peut

produire qu'un chyme défectueux : de là, les nausées, les efforts de vomiturition, les vomissements, provoqués par des matières qui ne sont point à l'état requis pour passer dans l'organe suivant; de là, aussi, la surexcitation de plus en plus violente de tous les organes dont les fonctions ne peuvent s'accomplir. Cette perturbation n'atteint pas seulement les organes sécréteurs et exhalants, elle frappe aussi, et non moins, les vaisseaux absorbants, qui, dès lors, n'absorbent et ne distribuent, dans toutes les parties de l'économie avec lesquelles ils sont en relations directes, qu'une nutrition insuffisante, imparfaite, et surtout viciée.

Si nous poussons plus loin nos observations, nous voyons les phénomènes s'aggraver insensiblement, et croître toujours en raison directe de la perturbation sanguine, tant par l'exhalation que par l'absorption surexcitée de fluides viciés; rien, dès lors, ne se présente à l'état normal dans quelque partie que ce soit des organes de la nutrition.

Si les ravages du mal se font sentir plus tard et avec moins d'intensité dans les régions encéphaliques, il n'en faut point chercher d'autre cause que l'impossibilité où est le sang nouveau d'arriver dans leurs vaisseaux avant d'avoir éprouvé l'élaboration des organes de la nutrition.

Ces rapides considérations, que je ne puis étendre davantage sans dépasser les limites que je me suis tracées, sont la base sur laquelle repose toute ma dissertation, le fondement sur lequel je construis mon hypothèse.

Pénétré, donc, de l'idée que le choléra n'était que la décomposition du sang, décomposition opérée dans les poumons avant la sortie du sang rouge ou artériel, j'ai cherché à reconnaître, dans la pathogénésie des médicaments ou des différents corps physiques ou chimiques, des effets qui présentassent le plus d'analogie possible avec ceux produits par la cause active nommée choléra. L'idée d'une décomposition du sang dans les poumons implique d'abord, et naturellement, celle de l'inhalation d'un air impur, ou, en tout cas, impropre à produire sa revivification. J'ai dû penser alors au phénomène de cette revivification du sang par la seule respiration, et il me fut facile de me rappeler le rôle que joue l'air atmosphérique dans cette intéressante élaboration. Composé d'azote et d'oxygène (1), l'air introduit dans les poumons y produit trois effets principaux : 1° l'oxygène qu'il contient, s'unissant à la matière animalisée abandonnée au sang veineux par les organes de la nutrition, forme, par combustion, l'acide carbonique que nous exhalons par la perspiration pulmonaire et l'expiration ; 2° en même temps qu'il dépouille le sang veineux de son excès de carbone, l'oxygène est mis en contact avec l'hématosine, qui, ainsi débarrassée de la matière animalisée en excès, reprend, par l'action oxygénée, sa couleur rouge primitive, et ses propriétés de sang artériel ou de nutrition; 3° l'action de l'oxygène, enfin, produit, par combustion, la calorification, condition indispensable à la circulation comme à l'exercice des fonctions de tout l'organisme (2). Je ne parlerai point des autres effets de l'oxygène dans les régions pulmonaires, qui sont de moindre importance pour mon sujet. Si telles sont les fonctions de

(1) L'air atmosphérique est composé en nombres ronds de 4/5 azote et 1/5 oxygène.

(2) La principale cause du développement de la chaleur animale est dans la respiration. L'assimilation, le mouvement du sang, le frottement des différentes parties peuvent produire la petite portion restante. (DESPRETZ.)

l'oxygène sur l'économie, il est de la dernière évidence que son absence, sa présence en quantité insuffisante, ou sa viciation, doivent amener dans toutes les fonctions une perturbation d'autant plus grande, que les écarts des lois naturelles sont plus considérables. Les principales actions de l'oxygène de l'air sur l'organisme étant ainsi déterminées, il est bon de se demander quel rôle, à son tour, joue l'azote dans les fonctions de la respiration. La physiologie, jusqu'ici, nous enseigne que son rôle le plus important, sinon unique, est de modifier l'action de l'oxygène, qui, pur, activerait à ce point la combustion vitale, que la mort en serait la prompte conséquence. En effet, il semble résulter des expériences des savants, que nous expirons tout l'azote inspiré, ce qui n'a pas lieu pour l'oxygène.

Je viens de signaler quelques-uns des inconvénients que présenterait l'oxygène en excès ou son insuffisance; il convient d'examiner à présent celui de l'azote en proportion soit excessive, soit déficiente ou insuffisante.

L'un des premiers effets de l'azote en excès dans l'air inspiré, je l'ai suffisamment indiqué, doit naturellement être celui de l'insuffisance de l'oxygène, et, par suite, la perturbation des fonctions rénovatrices et calorifiques du sang. Mais l'azote lui-même a sur nos organes respiratoires une action bien plus funeste encore que celle-là. Le nom seul qu'il porte, et qui dérive des mots grecs α privatif et ζωη vie (qui prive de la vie), en dit suffisamment à cet égard. Si donc cet agent *privatif de la vie* est introduit dans nos poumons en quantité excédant les proportions que la nature a fixées pour contre-balancer l'influence de l'oxygène, il demeure évident qu'il contribuera d'autant plus à priver de vie le sujet soumis à son action, que la proportion en sera plus excessive. L'expérience a démontré que, si l'on prend du sang veineux, c'est-à-dire noir, qu'on le batte avec de l'oxygène gazeux, il devient d'un *rouge rose;* tandis que le deutoxyde d'azote lui donne la teinte rouge violacée, et le gaz azote et le protoxyde d'azote le colorent en rouge brun. Orfila nous dit que l'azote « as- » phyxie les animaux qui le respirent, *en s'opposant à la* » *transformation du sang veineux en sang artériel; la res-* » *piration devient gênée, on éprouve des vertiges et de la* » *céphalalgie, les lèvres prennent une teinte livide;* ces » symptômes ne tardent pas à être suivis de la mort, si on » continue à le respirer. » Il nous dit encore que l'azote décompose le phosphore; or, ce corps étant essentiel à notre existence, il est évident que, décomposé par un autre corps quelconque, il doit en résulter une perturbation dans les fonctions de l'organisme. Notons, en passant, que le charbon absorbe l'azote et forme le cyanogène : cette remarque nous sera utile plus loin.

Sans m'étendre davantage sur les effets de l'azote sur l'organisme, ce qui précède n'est-il pas suffisant pour qu'on reconnaisse, dans tous les principaux symptômes du choléra, une analogie frappante avec ceux que produit l'excès de ce gaz sur nos organes? Mais, avant d'entrer dans le développement de l'hypothèse qui forme mon sujet principal, il convient de rechercher si, dans l'espèce, il y a lieu de croire à l'existence de l'azote en excès dans l'air, ou même de la supposer : c'est ce que je vais examiner brièvement.

Plusieurs savants d'un incontestable talent se sont, depuis quelque temps, occupés de l'analyse de l'air atmosphérique spécialement pour y constater la présence d'une

quantité plus ou moins considérable d'ammoniaque, et cela
selon les lieux et les circonstances. Au nombre de ces hommes d'élite, et peut-être à leur tête, il convient de citer le
très-célèbre M. Boussingault. Ses expériences répétées,
tant sur l'air atmosphérique pris dans les conditions ordi-
naires que sur l'eau condensée des brouillards, etc., ont
démontré de la manière la plus irrécusable la présence, en
certains endroits et en certains cas, d'une quantité énorme
de ce corps. Cette quantité est telle, par exemple, dans
l'air de la capitale, que M. Boussingault ne craignit pas
de comparer, sous ce rapport, Paris à un énorme tas de
fumier. En effet, tandis qu'il ne trouvait dans l'eau condensée d'un brouillard à Béchelbroon que $0^{\text{millig.}}$ 3 d'ammoniaque par litre, il constatait la présence de 130 milli-
grammes du même corps dans celle qu'il recueillait à Paris
le 22 janvier dernier.

Personne n'ignore la composition de l'ammoniaque, et
chacun sait que c'est un composé d'hydrogène et d'azote,
ou, autrement dit, un azoture d'hydrogène. On n'ignore
pas davantage que la génération de l'ammoniaque est considérable dans tous les endroits où il y a de grandes agglo-
mérations d'animaux de toute espèce et des matières organiques en décomposition ; d'où il suit que les endroits
populeux, mal aérés, les fumiers, les cloaques impurs, les
tas d'immondices, etc., en produisent une immense quantité. En conséquence, les carrefours très-peuplés, les rues
étroites, les eaux stagnantes, etc., etc., sont, de toute né-
cessité, les lieux où la présence de l'azoture d'hydrogène
est le plus considérable.

Qui dit ammoniaque, dit nécessairement azote, puisque
ce dernier corps en fait partie. Or, si cette ammoniaque se

trouve mêlée à l'air atmosphérique en grande proportion,
elle le vicie d'autant plus que la quantité en est plus grande.
Si nous considérons ses propriétés particulières, nous trouvons parmi elles celles de ne se point congeler même à une
température de 48° — 0 ; que le fer et le cuivre se combi-
nent avec l'azote et l'ammoniaque à un très-haut degré ;
que l'électricité décompose l'ammoniaque en hydrogène et
azote ; que l'action de l'ammoniaque sur l'économie animale est des plus meurtrières, et enflamme fortement les
tissus avec lesquels on la met en contact ; que, respirée à
l'état de gaz ou introduite dans l'estomac, elle produit
promptement la mort.

Si maintenant nous rapprochons les effets de l'ammoniaque sur l'économie animale de ceux de l'azote pur, si nous
les réunissons, nous trouverons la presque totalité des
symptômes et effets produits sur l'organisme par le choléra. S'il n'est pas encore possible de conclure de ce qui
précède que cette affection soit due exclusivement à la présence de ces agents dans l'air atmosphérique, du moins est-
il déjà possible d'opérer un rapprochement tel, que, la vitalité aidant, il ne serait peut-être pas impossible de constater une identité presque complète.

Si maintenant nous examinons quels peuvent être les
modificateurs de l'azote et de l'ammoniaque, nous trouverons en première ligne le charbon, qui a la propriété de
s'en emparer, pour former le *cyanogène*. Cette formation du
cyanogène ne doit pas passer inaperçue, car elle se repré-
sente dans la période avancée de l'affection cholérique à laquelle les yeux, les lèvres, les bras, etc., deviennent
cyanosés. Viennent ensuite les métaux, en tête desquels on
place le fer et le cuivre. Aussi le charbon végétal (*carbo*

vegetabilis) et le cuivre (*cuprum*) sont-ils deux des principaux agents thérapeutiques employés avec succès par
l'homœopathie contre le choléra.

Maintenant que nous avons examiné succinctement les
effets réciproques de l'oxygène et de l'azote sur l'économie,
que nous connaissons leurs principales actions, tant nuisibles qu'utiles, j'arrive à formuler mon hypothèse.

J'admets hypothétiquement, comme cause principale de
l'affection dite choléra, la présence dans l'air atmosphérique d'une trop grande quantité d'azote, soit qu'il s'y
trouve à l'état simple, soit qu'il s'y présente sous la forme
d'ammoniaque, ou azoture d'hydrogène, hydrogène azoté,
ce qui est le cas le plus fréquent. Ce corps, en excès dans
l'air, diminue en conséquence d'autant la quantité d'oxygène qui y devrait exister à l'état normal. On sait que,
dans l'état ordinaire, l'air atmosphérique se compose de
4/5es d'azote et 1/5e d'oxygène. Si nous admettons que
l'azote soit augmenté seulement de 1/10e, il en résultera
que l'air présentera alors 9/10es d'azote et 1/10e seulement
d'oxygène. Ce sera donc, d'un côté, 1/10e en plus d'un
agent privatif de la vie qui s'introduira dans nos poumons,
en même temps que le gaz entretenant la vie, sans lequel
l'existence n'est pas possible, s'y trouvera de 1/10e en
moins, soit diminué de moitié, ou, en d'autres termes,
une action morbide de 1/10e, et la diminution de moitié
de l'action vitale. On peut déjà se figurer quels désordres
un tel état de choses peut produire sur l'organisme.

Lorsqu'un air ainsi composé s'introduit dans les poumons
par la respiration, il y produit nécessairement deux effets
également contraires à l'économie : l'un, en y conduisant
un agent destructeur de la vitalité; l'autre, en empêchant

l'accès d'une suffisante quantité d'un agent vivifiant indispensable à l'existence. Ces deux effets sont simultanés, et
leur action combinée est dès lors doublement meurtrière.
Le sang, venant du ventricule gauche du cœur à l'état
noir, et devant être revivifié dans les poumons par l'action
de l'oxygène, ne rencontre de ce gaz que la moitié de ce
qui lui est nécessaire (je suppose toujours la proportion de
1/10e que j'ai posée plus haut); d'où il résulte : 1° que la
calorification, qui est due à la combustion oxygénée, n'est
que de moitié de ce qu'elle devrait être, d'où ressort naturellement une haleine plus froide et le froid dans tout l'organisme; 2° que la conversion, par cette combustion, de la
partie animalisée du sang noir en carbone, pour former
l'acide carbonique qui doit être expiré, est également diminuée de moitié, laissant conséquemment dans le sang
50 p. 100 de matière noire animalisée impropre à la vie,
et, par conséquent, nuisible; 3° que, par suite de ce qui
précède, l'hématosine du sang, qui devait se trouver dé-
pouillée des matières qui la tenaient à l'état noir, et re-
prendre sa belle couleur rouge, n'éprouvant l'action que
de moitié d'intensité, reste d'une couleur foncée et ne présente plus l'état normal de sang rouge. En résumé, froid
de l'haleine et de tout l'organisme, expiration d'acide carbonique diminuée de moitié, sang noir conservant 50 p. 100
des matières colorantes animalisées impropres à l'entretien
de la vie, et repassant en cet état dans la circulation, tels
sont les phénomènes les plus saillants que présente, dans
les poumons, l'introduction d'un air contenant 1/10e d'oxygène en moins.

Si à ces premiers effets nous ajoutons ceux que doit nécessairement y produire l'excès d'azote, ou, si mieux l'on

aime, l'excédant de 1/10e de l'agent privatif de la vie, nous ne tarderons pas à voir que les effets ci-dessus s'en trouveront considérablement augmentés, puisque nous savons que, seul, l'azote empêche la transformation du sang veineux en sang artériel, et que, par là, il éteint la vie, et nous comprendrons que, si l'existence continue, c'est grâce à la faible quantité d'oxygène qui l'accompagne. L'azote s'unissant au carbone pour former le cyanogène, il ne faut pas s'étonner que le peu d'acide carbonique formé, de même que le carbone resté dans le sang par l'insuffisance de l'oxygène, se réunissent à l'azote inspiré en excès, et que, de cette union, le sang devienne de plus en plus coloré en noir. Ceci n'explique-t-il pas l'état de cyanose que présentent après quelque temps d'attaque la plupart des cholériques ? Si nous ajoutons encore à ces effets ceux de l'électricité sur l'ammoniaque, laquelle opère sa décomposition en hydrogène et azote, nous trouverons l'introduction dans le sang de l'hydrogène, dont la présence y est éminemment morbide, et l'inflammation des tissus qui en sera la conséquence nous expliquera la soif qu'éprouvent les cholériques.

Nous n'avons pas encore quitté les poumons, nous n'en sommes encore qu'à la première période des ravages que peut causer l'excès d'azote dans l'air, et déjà nous reconnaissons des désordres considérables. Mais avant de les suivre à travers tout l'organisme, constatons les premiers symptômes sensibles des perturbations que nous venons de relater. Ces symptômes, n'étant que le résultat de l'action morbide à son début, ne présentent encore rien de douloureux ; ils se composent d'une gêne plus ou moins sensible dans la respiration, d'un commencement de froid à la poitrine, d'un froid assez sensible du nez ; quelquefois aussi un certain malaise auquel participe le cerveau, et de l'affaiblissement de la voix. La gêne s'explique par l'inhalation d'un air impropre à la respiration ; le froid, par la combustion oxygénée imparfaite et insuffisante ; l'embarras du cerveau, par l'effet du sang qu'y envoie l'aorte ; et l'affaiblissement de la voix, par une perversion au larynx résultant d'une inspiration et d'une expiration imparfaites. Tous ces symptômes, presque insensibles au début de l'action, s'aggravent avec sa continuation, mais sans jamais présenter de caractère éminemment douloureux.

On sait que la transformation des aliments s'opère dans le tube digestif au moyen de diverses sécrétions produites par les différents organes à ce destinés, lesquelles sécrétions doivent leur origine au sang rouge, que modifient ces organes. La première de ces sécrétions qui se présente à nous, c'est le suc gastrique, c'est-à-dire un liquide extrait du sang par les organes sécréteurs du gaster pour opérer la chymification, et hors la présence duquel cette élaboration est impossible.

Il est aisé de comprendre que, lorsque la source qui doit alimenter un tel appareil et fournir à de telles élaborations les matériaux les plus importants est viciée, les résultats qu'une telle importation dans l'organisme doit causer puissent être des plus fâcheux.

Pour bien en saisir l'importance, rappelons-nous que le gaster contient des vaisseaux exhalants multipliés d'une activité remarquable, servant à la perspiration du suc gastrique. Les artères, dans cette région, sont très-grosses, très-nombreuses ; on y trouve la *gastrique supérieure* ou *coronaire stomachique*, la *pylorique*, la *gastrique infé-*

rieure droite, la *gastrique inférieure gauche;* enfin, les veines et vaisseaux lymphatiques y sont en très-grand nombre.

La membrane intérieure muqueuse de l'estomac fournit un fluide blanc grisâtre ou faiblement azuré, quelquefois transparent, souvent trouble ; ce fluide, produit par l'action des vaisseaux perspiratoires exhalants de cette surface, est le suc gastrique. Cette membrane sécrète aussi un mucilage visqueux nommé glaire, mucosité, mucus, etc., dont l'action est de lubréfier toutes les parois de l'organe.

Les éléments nécessaires à toutes ces élaborations sont fournis par le sang rouge, seul capable de les donner. « Le sang noir, dit un savant physiologiste, porte partout » la stupeur et la mort, en raison de son excès de carbone » et de la perte d'oxygène qu'il a subie dans l'élaboration » de la nutrition et de la sécrétion. » Qu'on juge dès lors de la perturbation qui doit nécessairement exister dans la région stomacale, alors que le fluide qui doit fournir à toutes ces élaborations est vicié au point, non seulement de ne pas contenir en quantité suffisante les principes nécessaires, mais encore de présenter aux différents organes d'une si grande sensibilité des principes entièrement en opposition à leurs fonctions normales indispensables ! Non seulement alors le produit qui devra en résulter sera vicié dans sa nature, mais encore les organes seront irrités et affectés au point de s'enflammer, — l'inflammation de l'organe, seule, altère profondément le chyme, — et de produire les sensations les plus douloureuses et les plus brûlantes; de là, la première apparition de la soif.

Mais ce n'est pas tout : en raison de sa viciation, le suc

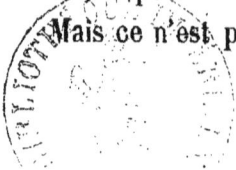

gastrique est impropre à remplir ses fonctions ; dès lors le bol alimentaire n'éprouve qu'une chymification très-imparfaite, et conséquemment reste impropre à passer dans la région duodénale, du moins en partie. Ce serait, d'ailleurs, en vain qu'il s'y introduirait, car un chyme artificiel introduit dans le duodenum des animaux ne produit point de chyle. Si donc, par sa nature impropre à passer dans le duodenum, le chyle demeure dans l'estomac, il provoque tout naturellement les nausées, les vomituritions et les vomissements ; ces derniers, au début, ne sont qu'un mélange d'aliments et de suc gastrique vicié, autrement dit du chyme imparfait ; plus tard, ils se composent du suc gastrique vicié seul, ce qui explique assez l'aspect des matières vomies, et le changement qu'on y remarque graduellement de la première période aux périodes subséquentes de l'affection.

Si nous réunissons les actions combinées du sang vicié sur les vaisseaux circulatoires de tous genres, de l'inflammation qui doit en résulter, de la sécrétion anormale à laquelle ces causes donnent lieu, de l'irritation convulsive des organes pour rejeter des produits que leur nature repousse ; que nous y ajoutions encore l'absorption, par les vaisseaux absorbants, d'un fluide mal élaboré, nous comprendrons la sensation brûlante malgré un froid toujours croissant, et par conséquent la soif ; les douleurs crampoïdes résultant des tiraillements sympathiques nerveux et des convulsions vasculaires. Les vomissements nous seront expliqués par la nature du bol alimentaire et l'état anormal du suc gastrique.

De ce qui précède, nous pouvons conclure que, seule, la viciation du sang peut produire, dans la région gastrique, la presque totalité des symptômes que présente cette partie de l'organisme sous l'influence du choléra. Suivons-la dans le duodenum, et voyons si les mêmes résultats ne se présenteront point.

Le duodenum est cette partie du tube intestinal qui suit le gaster, et dans laquelle doit s'opérer la seconde des transformations nutritives des aliments, la chylification. A cet effet, le duodenum reçoit du gaster le bol alimentaire à l'état de chyme, et doit, par son élaboration propre, le transformer en chyle, tant par son action particulière que par celle qu'il reçoit du pancréas et du foie au moyen des sucs pancréatique et hépathique. N'oublions pas que la chymification décide des changements ultérieurs que doivent présenter les aliments dans le reste des appareils digestifs, et que tous ceux qui ne l'ont point éprouvée sont absolument incapables de servir à la formation du chyle.

Dans le cours ordinaire des choses, lorsque la chymification est opérée, l'ouverture gastro-duodénale, fermée jusque-là assez exactement, se dilate par degrés ; des contractions péristaltiques s'établissent du cardia vers le pylore, pour favoriser le passage de la pulpe chymeuse dans l'intestin duodenum, où doit s'effectuer la chylification.

« Lorsque la chymification est entièrement accomplie, » dit Lepelletier, l'influence vitale, jusque-là concentrée » vers l'estomac, se trouve progressivement irradiée sur » tous les autres organes ; *le mouvement s'établit du centre* » *à la circonférence :* au resserrement, à la sécheresse, » au froid que présentait l'enveloppe dermoïde, succèdent » le relâchement, la chaleur agréable, quelquefois même » une douce moiteur. La gaîté, la tendance au mouvement, » la liberté des facultés intellectuelles, reparaissent... »

D'où il est naturel de conclure que, tant que cette fonction n'est point ou est mal accomplie, les effets contraires doivent se présenter, et c'est ce qui arrive, en effet, dans le cas qui m'occupe.

Nous avons observé que les effets de la perturbation sanguine, en passant des poumons par les artères dans la cavité gastrique, avaient suivi un mouvement progressif, et que les élaborations imparfaites de ces organes produisaient des douleurs qui ne se sont pas présentées dans le premier siége des actions du sang : jusqu'ici, toutefois, les effets que nous avons constatés se sont, pour ainsi dire, localisés, et n'ont point encore pris un grand développement dans l'organisme entier. C'est qu'en effet, ce n'est que lorsque le bol alimentaire est arrivé à l'état de chyle que les vaisseaux absorbants le distribuent aux différents organes de la nutrition, aux différents sécréteurs de l'économie, pour autant d'élaborations distinctes. Or, ce n'est que dans le duodenum que s'accomplit la chylification ; c'est donc, en quelque sorte, de ce foyer central de la nutrition que part principalement le principe alimentateur, restaurateur de la vie, et de l'état plus ou moins normal du principe dépend, en grande partie, l'état de santé ou de maladie organique. On comprend dès lors combien il importe que les fonctions duodénales s'accomplissent avec exactitude et d'une façon normale.

Nous allons examiner rapidement les élaborations afférentes au duodenum.

La cavité duodénale renferme, comme je l'ai dit, l'intestin dit duodenum, le pancréas et le foie. Elle forme trois courbures ; répond, en arrière, à la colonne vertébrale, à la hauteur de la quatrième vertèbre lombaire, à l'artère

aorte, à la veine cave inférieure; en devant, à l'estomac;
en haut, au foie; en bas, à l'intestin grêle.

La capacité du duodenum est moindre que celle de l'estomac, et plus large que l'intestin grêle. Sa muqueuse,
ainsi que celle de l'estomac, offre une double sécrétion folli-
culaire et perspiratoire dont les produits influent sur la
chylification. Le nombre des artères y est considérable.

Le pancréas est un viscère glanduleux essentiellement lié
à la conversion chyleuse par le fluide qu'il élabore et que
l'on nomme suc pancréatique. Ce fluide est d'apparence
visqueuse, de couleur blanc mat, ou légèrement bleuâtre,
présentant du mucus, de l'albumine, de l'osmazôme, etc.,
etc., et pour véhicule, de l'eau. Ce fluide, une fois élaboré
aux dépens du sang rouge, se rend dans le duodenum par
un canal excréteur spécial.

Le foie, qui forme la glande la plus volumineuse de l'é-
conomie, est, comme l'on sait, l'organe destiné à la sécrétion du suc hépatique ou de la bile, de couleur variable et
de composition complexe. Ce fluide, lorsqu'il est sécrété,
se rend, en partie seulement, dans le duodenum par le
canal hépatique, pour y concourir, avec le suc pancréatique et les sécrétions de l'intestin, à la chylification. Seul,
dans tout l'organisme, le foie reçoit à la fois le sang rouge
et le sang noir, et ce dernier par une veine très-volumi-
neuse appelée veine porte.

Après ce bref exposé, nous pouvons comprendre l'élaboration qui doit s'opérer dans l'intestin duodenum. Le
chyme, descendant du gaster par le pylore, vient se mettre
en contact avec les trois fluides sécrétés par l'intestin, le
pancréas et le foie; ce contact le décompose et le fait passer à l'état homogène de chyle, c'est-à-dire à l'état de

fluide réparateur et nutritif, et c'est de cette cavité qu'il est, par les absorbants vasculaires, distribué dans tout l'organisme pour en opérer la nutrition.

Nous avons vu les ravages opérés dans l'estomac par l'effet seul du sang rouge vicié, alors que les aliments ne présentaient point d'altération préalable : ici la perturbation deviendra plus grande encore; car, outre la dimension plus grande des artères qui amènent le sang rouge vicié, l'organe lui-même reçoit un bol alimentaire en état de chymification défectueuse et partant morbide.

Il est inutile de rappeler ici tous les effets résultant de la présence du sang rouge impur; il suffit de nous rappeler qu'ils sont ici les mêmes que dans l'organe précédent, mais qu'ils s'augmentent tant par l'accroissement de la dimension des artères qui s'y portent que par l'action simultanée des sucs pancréatique et hépathique en état anormal et l'introduction d'un chyme défectueux. Ici donc, non seulement l'organe lui-même doit être dans un état extrême d'irritation, mais le pancréas et le foie participent à son état pathologique et compliquent d'autant l'affection. Puis, comme le duodenum est celui des organes d'où s'échappe, par les vaisseaux absorbants, la plus grande partie du chyle nutritif, il est évident que c'est par lui aussi que l'organisme entier est amené à l'état pathologique.

J'ai dit plus haut que les crampes ou tiraillements d'estomac passaient quelquefois de cet organe à la région lombaire; les phénomènes qui se passent dans le duodenum, lequel occupe précisément cette région, l'expliquent suffisamment.

Si maintenant nous poursuivions plus loin et plus minutieusement notre examen, et si nous passions aux organes de la défécation, nous verrions des phénomènes nouveaux se produire. C'est ainsi que le chyle anormal ne présentant aux reins qu'un fluide impropre à leur élaboration, ceux-ci lui refusent passage. De là nécessairement la suppression des urines. L'action vitale des reins se trouve liée à la conservation de l'économie, dont elle fait disparaître le plus grand nombre des principes nuisibles, en lui servant d'émonctoire affecté particulièrement à l'épuration des humeurs. M. Thénard nous dit que l'une des importantes fonctions rénales est *la soustraction de l'azote surabondant;* d'où il suit nécessairement que la suppression de cette action doit forcément accroître la quantité de cet agent destructeur dans la circulation. Ainsi s'explique l'aggravation de l'affection cholérique lors de la suppression des urines.

Si nous voulons nous faire une idée du mal qui peut résulter d'une sécrétion anormale de la bile, il suffira de nous rappeler que, dans un cas d'hépatite, M. Orfila observa qu'une très-petite quantité de bile portée sur les lèvres y faisait naître des ampoules; que Morgagny, sur le cadavre d'un homme mort subitement, recueillit un fluide biliaire tellement corrosif, que l'inoculation de cette humeur, légèrement pratiquée chez deux pigeons, les fit périr instantanément; et l'on concevra les ravages que doit exercer une bile ainsi dénaturée sur la muqueuse digestive, lorsque celle-ci est déjà le siége d'une inflammation.

Mais ces détails, outre qu'ils ne sont que secondaires, me mèneraient trop loin. Je crois devoir arrêter ici l'examen de l'influence du sang vicié sur l'économie.

Nous avons vu les perturbations aller toujours croissant à partir du poumon gauche, point de départ du sang rouge, pour traverser le gaster et le duodenum. Nous avons vu

que, dans le premier organe, les symptômes ne sont pas
d'abord douloureux ; qu'ils le deviennent éminemment
dans le second, et que cet état s'accroît encore dans le
troisième. Suivons de la même manière l'action cholérique,
et nous acquerrons la conviction qu'elle suit une marche
et présente des symptômes en tous points identiques. De
même que ce n'est que lorsque l'action morbide de l'azote
a atteint par la circulation l'intestin duodenum que l'organisme tout entier se ressent de ses atteintes, de même aussi,
dans les affections cholériques, ce n'est que lorsque les douleurs se sont présentées très-vives dans cette région que l'on
observe la prostration générale : alors, en effet, le fluide
nutritif vicié étant réparti dans tout l'organisme ; la totalité
de l'économie se trouve atteinte; la nutrition non seulement
est incomplète, mais est anormale ; les sécrétions, les circu-
lations, tant sanguines que lymphatiques, sont altérées ; rien
désormais dans les fonctions vitales ne peut plus s'accomplir d'une façon normale. Le sang noir arrive avec moins
de force au ventricule droit, de là l'abaissement du pouls ;
en raison d'un commencement de coagulation, il y arrive en
moins grande quantité; de là le ralentissement des batte-
ments du cœur et des pulsations. De toutes ces perturbations résulte nécessairement un état pathologique général ;
et lorsque ce sang, qui n'a encore opéré qu'une seule ré-
volution, se trouve replongé dans l'organisme par les mou-
vements du cœur, on doit comprendre que l'aggravation
du mal doit aller croissant. Car, remarquons-le, tous les
phénomènes que j'ai indiqués *sont ceux d'une simple pul-*
sation; or, l'homme en santé ayant de 60 à 70 pulsations
à la minute, c'est autant de fois cette même perturbation
qu'il doit subir, s'il est exposé à l'action morbide pendant

une seule minute; 10 minutes de la même action porteront donc à 6 ou 700 fois plus grande son intensité, augmentée qu'elle sera encore par ce fait que l'action, qui d'abord se portait sur du sang pur, atteint à chaque nouvelle pulsation un sang progressivement corrompu. Tout cela n'explique-t-il pas la marche dite foudroyante du choléra !

J'ai dit que le sang surchargé de carbone et d'azote devenait de plus en plus noir, et que le carbone réuni à l'azote forme le cyanogène. N'est-ce pas, en effet, quand l'azote a agi assez longtemps sur le sang pour le décomposer, alors que ces deux corps, se combinant, forment le cyanogène *(générateur du bleu),* que les malades prennent la teinte bleue cadavérique que l'on a appelée cyanose? N'a-t-on pas constamment observé, en outre, à l'autopsie des cholériques, que le sang était figé et passé à l'état noir dans tout l'organisme? Il m'est impossible de ne pas voir dans tous ces phénomènes une analogie frappante entre les effets de l'azote sur le sang et ceux du choléra.

Si l'on avait besoin d'une preuve évidente de l'effet nuisible de l'excès d'azote dans l'atmosphère, on la trouverait dans l'expérience suivante :

On sait que, là où la combustion d'une bougie présente une belle lumière, l'homme est sûr de trouver un air respirable; tandis qu'il ne peut vivre, au contraire, dans un milieu où la combustion est impossible. L'état de salubrité de l'air varie donc autant que l'état de combustibilité.

Or, que l'on choisisse, pour faire une expérience, un local quelconque dont l'atmosphère soit surchargée d'ammoniaque, tel, par exemple, qu'une bergerie au moment où l'on enlève le fumier, certaines écuries, certains lieux d'aisance de maisons publiques dans lesquels les effluves

ammoniacales sont telles qu'elles rendent la respiration pé-
nible, et même causent des pleurs. Que l'on place dans ce
milieu une bougie allumée. Qu'une autre bougie en tout
semblable à la première soit placée dans un local voisin,
exempt de ces mêmes effluves, et l'on ne tardera pas à
remarquer que la lumière de cette dernière surpassera de
beaucoup en intensité celle de la première. Un effet en
tout semblable doit se produire sur l'économie humaine, et
corroborer mon hypothèse d'une façon qui me semble pé-
remptoire.

Je me suis déjà beaucoup plus étendu que je n'en avais
d'abord l'intention ; je n'irai donc pas plus loin dans l'examen des effets morbides de l'azote comparés à ceux du
choléra. Je vais maintenant examiner succinctement si,
dans les modes si divers de traitements employés contre
l'épidémie, parmi ceux surtout qui ont paru produire
quelque heureux effet, il ne se trouverait pas quelque cor-
roboration de mes idées.

Et d'abord, si l'on admet mon hypothèse, on comprendra
que toute médication introduite dans le gaster par l'œso-
phage n'a d'action que sur les produits résultant de la
digestion, importés dans le torrent circulatoire après la
chylification, tandis que l'origine des désastres se trouve
dans les poumons, et de là se distribue dans tout l'organisme par la circulation. D'où il est rationnel de conclure
qu'une médication quelconque dirigée sur les poumons est
susceptible d'agir avec beaucoup plus de promptitude et
d'efficacité qu'une autre dirigée vers le gaster, et sujette
à l'élaboration anormale résultant d'un sang vicié.

Si nous considérons en masse les nombreux médicaments
essayés contre le choléra par l'école allopathique, nous

trouvons que fort peu ont eu du succès. En vain a-t-on essayé, pour ramener la chaleur, des frictions, des fustigations avec les orties, des applications synapisées, des moxas, des ventouses, de tout l'appareil enfin qu'a pu suggérer le génie allopathique; tous ces moyens, mécaniques, et non vitaux, agissant seulement de la circonférence au centre, ne produisirent qu'une chaleur factice, s'éteignant avec la cause qui l'avait produite, mais ont toujours été impuissants à ramener la calorification pulmonaire du centre à la circonférence; et si nous nous attachons à ceux d'entre eux qui ont produit une réaction favorable, nous verrons toujours que ces remèdes contenaient ou un métal ayant de l'affinité pour l'azote, ou bien une huile essentielle quelconque présentant une grande somme de carbone; affinité des semblables qui dénature et neutralise l'effet du gaz, et partant lui enlève ses propriétés nuisibles : telles sont les huiles essentielles de menthe, de camomille, de pétrole, etc.

Si nous examinons les médications de l'école homœopathique, doctrine qui jusqu'ici s'est trouvée la plus heureuse dans les combats qu'elle a livrés à ce terrible ennemi, nous voyons que le cuivre *(cuprum)*, celui des métaux qui décompose le plus et le plus vite l'ammoniaque, est l'un des médicaments les plus importants et les plus efficaces, que le charbon végétal *(carbo vegetabilis)* est celui que les professeurs de la doctrine donnent *in extremis*, et qui leur a souvent réussi au-delà même de leur espérance : le charbon, ce grand décompositeur ou absorbant de l'azote ! et qu'au début de l'affection, quelques atômes de camphre, huile essentielle éminemment volatile, leur suffit pour enrayer l'affection. Si nous nous rendons compte de l'effet du camphre, nous verrons que c'est en raison de sa volatilité qu'il absorbe et neutralise l'azote ; d'où il suit que son action neutralise le mal et laisse la chaleur se produire.

D'un autre côté, il a été constamment remarqué que les ouvriers qui travaillent le cuivre étaient naturellement préservés du fléau. N'est-ce pas en raison de la vertu qu'a le cuivre de décomposer l'ammoniaque de l'air et de lui prendre son azote, que cet effet est produit ?

On a remarqué encore que, lorsque, dans un endroit frappé de l'épidémie, un incendie éclatait, ce fait seul suffisait à faire, comme par enchantement, disparaître le fléau. Quel effet peut un incendie produire sur la maladie cholérique, si ce n'est encore que, par la fumée et le carbone qu'il lance dans l'air, il décompose d'autant l'agent nuisible, l'azote, et reconstitue l'atmosphère à l'état normal ?

Si maintenant nous passons à un autre ordre de remarques, nous voyons qu'en général la maladie sévit principalement dans les grands centres de population, et là, encore, dans les quartiers les plus populeux, les plus sales, les moins aérés, les plus bas ; que les endroits, au contraire, élevés, bien aérés, qui ne contiennent aucun établissement pouvant donner naissance à l'azote par les décompositions putrides, ou bien encore les endroits bas, mais non marécageux, et sillonnés par un cours d'eau rapide, tous les lieux, en un mot, où la formation ou la stagnation de l'azote ou de l'ammoniaque n'est point à redouter, sont les derniers, les moins affectés.

Les aliments peuvent bien n'être pas indifférents ; et comme, dans tout état physique, une force quelconque opposée à une force égale ou semblable doit naturellement

la neutraliser, il en résulte que, la cause morbide à combattre étant l'azote extérieur, les aliments les plus azotés,
pris à l'intérieur, sont, de tous, ceux qui, par la loi des semblables, donneront à l'organisme la plus grande somme de
résistance. Aussi voyons-nous en général que les ravages
cholériques sont beaucoup plus grands parmi les classes
pauvres, qui se nourrissent mal et mangent peu ou point de
viandes et de substances azotées, que parmi les classes ai-
sées, dont la nourriture est abondante et succulente.

Peut-être objectera-t-on que, dans le nombre des personnes soumises à la respiration d'un air sur-azoté, les unes
sont malades, tandis que les autres gardent leur santé. A
cela il est à peine utile de répondre, car il en est de toutes
les actions morbifiques en général comme de celle-ci en
particulier; certains organismes ont la propriété d'y résister
mieux que d'autres, *et vice versâ*. Cette différence dans la
force de résistance ou d'inertie, qui s'applique à tout dans
la nature, n'a point encore trouvé son thermomètre. On
pourrait peut-être, dans le cas qui m'occupe, avancer que
les personnes dont les organes pulmonaires sont les plus
vigoureux et le sang le plus riche, sont celles qui ressen-
tent moins et moins vite les effets morbides de la cause
cholérique, quelle qu'elle soit; c'est là, d'ailleurs, un sujet
qu'il appartient à la médecine d'étudier.

Si je ne désirais, avant tout, restreindre le cadre de cet
opuscule, ce serait ici le lieu de parler des effets de l'électricité, effets qui se rattachent à la nature entière et dont
nous n'avons encore qu'une connaissance tout à fait em-
bryonaire. Je serais d'autant plus enclin à le faire, qu'une
foule de savants anglais s'en sont occupés au point de vue
du choléra exclusivement, et que certains n'ont pas craint

d'attribuer à l'état de la tension électrique les effets plus
ou moins graves de l'épidémie; mais, outre que les asser-
tions de ces savants n'ont jamais pu être suffisamment prou-
vées, tout en admettant l'action énergique du fluide électrique dans le cas qui m'occupe, je ne puis le regarder
comme cause de l'affection, mais bien comme un auxiliaire
puissant. La science ne nous démontre t-elle pas, en effet,
que l'électricité a la puissance, par exemple, de décomposer l'ammoniaque en combinant son hydrogène avec
l'oxygène de l'air pour faire de l'eau et mettant l'azote à
nu ? Cela seul suffit pour nous faire comprendre l'effet que
peut produire, en temps d'épidémie cholérique, un temps
orageux, si tant est que la cause du fléau repose plus ou
moins dans l'ammoniaque de l'air, et le fait a prouvé que
l'action cholérique est considérablement accrue par les
temps d'orage.

L'électricité, en tant qu'elle a rapport à l'espèce humaine, n'a été jusqu'ici que bien peu étudiée, et cependant
nous ne sommes peut-être pas éloignés du moment où l'on
reconnaîtra qu'elle joue dans notre économie un rôle immense. C'est en vain que Mesmer, et depuis lui tous les
adeptes de son idée, ont provoqué les savants à examiner
cette électricité humaine qu'ils nomment *fluide magnétique
animal;* en vain ont-ils produit, au moyen de cet agent
inconnu et repoussé de la science, des effets qu'il est impossible d'obtenir par aucun autre moyen; les doctes per-
sonnages sont demeurés rebelles à cet appel si souvent réi-
téré d'une vérité qu'il eût été de leur devoir de mettre à
jour plutôt que de nier. Pourtant, ils ne se sont pas con-
tentés de douter, ils ont nié et ils nient encore, malgré les
faits qui leur crèvent les yeux. Il leur faut, disent-ils, un

instrument quelconque autre qu'un homme, un instrument
inerte, qui soit sensible à ce prétendu fluide, et sur lequel
il agisse toujours identiquement, pour que son existence
soit prouvée. Or, comme ils croient que cet instrument ne
sera jamais produit, ils continuent de nier ce qu'ils ne
comprennent pas. Mais, hélas! voici venir Du Bois Ray-
mond, de Berlin, qui, pour le malheur des obstinés né-
gateurs, découvre un moyen de prouver physiquement
l'existence du fluide *électro-magnétique humain;* ce fluide
si contesté vient se contrôler de lui-même sur l'indica-
teur d'un instrument. Mais, bien plus, arrive après lui
J. O. N. Rutter, de Londres, qui invente deux instruments
avec lesquels les observations les plus curieuses peuvent
être faites. Ce n'est plus seulement l'existence du fluide
magnétique animal pur et simple que constatent ces instruments, ce sont les états positif et négatif de ce fluide, c'est la
pile humaine; c'est la différence du fluide masculin au fluide
féminin, du fluide sain au fluide pathologique, etc., etc.
Hélas! pauvres savants! Comment vont-ils faire à présent
que le MAGNÉTOSCOPE est inventé, et que les courants *ma-
gnétoïdes* sont démontrés! Ce triomphe des magnétiseurs
a quelque chose d'humiliant, sans doute, pour la science
orgueilleuse, mais elle l'a voulu.

On comprend que, si l'existence du fluide électro-magnétique humain est prouvée, que son analogie avec l'électricité terrestre proprement dite soit démontrée, la présence
de plus ou moins de fluide électrique soit positif, soit négatif
dans l'air, soit influente sur l'économie, et les instruments
qui nous font distinguer un fluide sain d'un fluide pathologique le démontrent surabondamment; mais ces instruments sont encore inconnus en France, et leur application

n'en a pas encore été faite parmi nous. Il serait prématuré d'en dire davantage à ce sujet, que je n'ai d'ailleurs pas assez étudié pour en rendre un compte satisfaisant pour le public.

Si donc on admet l'hypothèse que j'ai posée, comme possible, et que la conséquence que j'en tire soit logique, il convient de rechercher s'il n'y aurait pas quelques moyens nouveaux, énergiques et prompts, à opposer à une action elle-même si prompte et si énergique. On conçoit qu'étranger à la science médicale, je me renferme toujours dans le cercle des hypothèses, n'étant point à portée de vérifier par moi-même l'exactitude des raisonnements que j'émets. C'est aux praticiens, si quelqu'un d'eux lit jamais ces lignes, d'essayer, s'ils les approuvent, les moyens suivants que me suggère ma raison, ou tous autres ayant la propriété ou de détruire ou de neutraliser l'azote en le décomposant, ou d'empêcher son action nuisible sur nos organes internes.

Si donc les perturbations organiques et fonctionnelles dites cholériques peuvent être attribuées à la présence de l'azote ou de l'ammoniaque en excès, tout corps ayant la propriété de s'emparer de ces gaz, soit pour les neutraliser par une combinaison nouvelle, soit pour s'en charger aux dépens de l'atmosphère, soit, enfin, de les chasser, me paraît être propre à influer favorablement sur la marche de l'affection.

La première perturbation étant générative de toutes les autres, empêcher la décomposition du sang, favoriser sa revivification, tels sont les deux points principaux qu'il s'agit d'atteindre pour combattre sûrement le mal. Si donc le sang n'est vicié que par l'excès d'azote dans l'air, et, conséquemment, l'insuffisance d'oxygène, il devrait forcément découler de là que l'inspiration d'une quantité d'oxygène en excès, suffisante à neutraliser l'effet de l'azote, en rendant au sang sa couleur rouge normale, devra bientôt rétablir l'équilibre. En effet, sitôt son introduction dans les poumons, la revivification du sang sera d'une activité plus que normale; la combustion si complète, que pas un atome de carbone ne restera sur le sang, que l'hématosine reprendra sa couleur rouge vif, que la chaleur reparaîtra instantanément, que les perturbations circulatoires seront enrayées dès la première pulsation influencée par l'oxygène, et qu'il suffira de quelques inhalations de courte durée pour rétablir l'équilibre dans toutes les fonctions de l'organisme, ce qui aura lieu dès que toute la masse du sang vicié aura subi l'influence de l'oxygène ainsi introduit.

Il n'est pas difficile de se procurer du gaz oxygène; toutefois, ce moyen sera toujours, ou du moins longtemps encore, entre les mains seules des personnes de l'art; mais, en attendant l'arrivée du médecin, ne pourrait-on pas indiquer quelque substance oxygénée qui aurait pour effet, si elle était ingurgitée, de présenter, au moins à l'intérieur des intestins, un corps favorisant leurs fonctions au moyen des émanations de ce gaz? Si nous connaissons déjà des corps qui rendent service en s'emparant de ce qui nuit, n'en trouverons-nous pas quelque autre qui puisse aussi être utile en donnant au contraire ce qui manque? Aux hommes de la science à décider cette intéressante question. Mais, en attendant, je crois pouvoir dire que, toute opération ayant pour effet de produire dans l'air un excès momentané d'oxygène, devrait être essayée comme utile en cas de choléra. Et, puisque nous savons que le cuivre s'empare de l'ammoniaque, peut-être la présence de ce métal à l'état d'extrême division dans l'appartement d'un cholérique serait-elle d'un bon effet. Que dire de l'oxyde de cuivre? — Nous savons aussi que le charbon ou carbone produit un effet favorable; ne pourrait-on pas conseiller d'allumer des feux dans tous les quartiers malsains et peu aérés, afin d'y renouveler l'air par dilatation, et de s'emparer, au moyen de la fumée, de tout l'azote en excès? Des fumigations aromatiques, c'est-à-dire carbonées, tant dans le lit que dans la chambre des malades, ne seraient-elles pas d'un bon effet?

Ce sont là toutes idées hypothétiques, sans doute, puisqu'elles ne sont que le raisonnement logiquement déduit d'une hypothèse; mais plus j'y réfléchis, et plus je suis enclin à penser que ces suppositions ne sont pas entièrement en dehors de l'exactitude, et qu'elles sont dignes de l'attention des savants. La seule pensée qui m'a guidé en les transmettant au papier, a été d'essayer d'être utile dans une circonstance si grave; je serai suffisamment récompensé de ma peine si j'attire l'attention d'un seul homme de l'art sur ce terrain nouveau, et surtout s'il en jaillit quelque étincelle de progrès et d'utilité pour l'humanité.

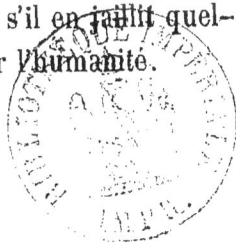

BORDEAUX. IMPRIMERIE DE Mme V^c CRUGY,
16, rue et hôtel Saint-Siméon.

www.ingramcontent.com/pod-product-compliance
Lightning Source LLC
Chambersburg PA
CBHW070722210326
41520CB00016B/4424